DU TRAITEMENT

DES SYPHILIDES

PAPULO-HYPERTROPHIQUES

PAR LA

CAUTÉRISATION AU NITRATE D'ARGENT, ETC.

PUBLICATIONS DU MÊME AUTEUR.

Observations et Recherches sur la folie consécutive aux maladies aiguës; 1866. — Chez A. Delahaye, place de l'Ecole de Médecine; Paris.

Physiologie générale. — Système nerveux des céphalopodes dibranchiaux, avec 58 figures; 1866.

Des conditions anatomiques de la production des actions réflexes. — Comptes-rendus de l'Académie des sciences; 1867.

De l'existence des nerfs dits antagonistes dans un groupe d'invertébrés. — Comptes rendus de l'Académie des sciences; 1867.

De l'action du venin de la vipère, — avec le Dr Goujon. — Comptes rendus de l'Académie des sciences; 1868.

Du traitement de l'orchite, par les courants continus constants, avec le Dr Moreau; 1869. Revue de thérapeutique, chez A. Delahaye.

De la paralysie agitante et de son traitement par les courants continus constants, — Revue de thérapeutique, 1869, chez Ad. Delahaye.

Paralysie atrophique graisseuse de l'enfance, prothèse musculaire du membre inférieur droit, figures. — Revue de thérapeutique, 1869, chez Ad. Delahaye.

Du traitement du rhumatisme articulaire chronique (rhumatisme noueux) par les courants continus constants; figures. — *Gazette des Hôpitaux*, 1869, nos 117, 120, 122, 124, chez A. Delahaye.

De l'arrêt de la destruction du poumon dans la phthisie chronique par les inhalations de vapeurs d'essences oxygénées. — Comptes rendus de l'Académie de médecine; 1873.

Amputation du col utérin (hypertrophie intravaginale) par la galvanocaustique thermique, à l'aide d'un nouvel instrument. — Figures, 1869. Revue de thérapeutique. — Chez Ad. Delahaye.

L'inflammation, l'engorgement et l'hypertrophie de la prostate; leur traitement par les courants continus constants, avec le Dr Moreau. — Chez Ad. Delahaye, 1870.

De l'état de la contractilité musculaire, jugé comparativement au moyen des courants continus et des courants d'induction, dans un certain nombre de paralysies et des conséquences qui en résultent. — Comptes rendus de l'Académie des sciences; 1870.

Des raideurs articulaires consécutives aux plaies par armes à feu, leur traitement par les courants continus constants. — Revue de thérapeutique; 1871.

Des ulcères du col de l'utérus et de leur traitement par les courants continus constants : rôle de la congestion et de l'engorgement; 1872.

Physiologie expérimentale. — De la motricité et de l'irritabilité musculaire dans la vie intra-utérine. — Avec le Dr Goujon, récompensé par l'Institut; 1872.

De la circulation cérébrale et des modifications que peuvent lui imprimer les courants électriques; 1874. — *Bull. de la Soc. de méd. de Paris*.

DU TRAITEMENT

DES SYPHILIDES

PAPULO-HYPERTROPHIQUES

PAR LA

CAUTÉRISATION AU NITRATE D'ARGENT

Activée par le contact du zinc métallique

MODE D'ACTION DE CE NOUVEAU CATHÉRÉTIQUE

PAR

Le Dr Jules CHÉRON

Médecin de Saint-Lazare,

Docteur ès-sciences,
Lauréat de l'Institut et de la Faculté de médecine,
Prix Trémont (Faculté des sciences),
Chevalier de la Légion d'honneur,
Membre de la Société de médecine de Paris, etc., etc.

PARIS
LIBRAIRIE ADRIEN DELAHAYE
PLACE DE L'ÉCOLE-DE-MÉDECINE

1875

DU TRAITEMENT

DES SYPHILIDES

PAPULO-HYPERTROPHIQUES.

DU TRAITEMENT DES SYPHILIDES PAPULO-HYPERTROPHIQUES PAR LA CAUTÉRISATION AU NITRATE D'ARGENT ACTIVÉE PAR LE CONTACT DU ZINC MÉTALLIQUE ; MODE D'ACTION DE CE NOUVEAU CATHÉRÉTIQUE.

De toutes les lésions secondaires des organes génitaux, les papules atteintes d'hypertrophie, que l'irritation des parties, le manque de soins, la fatigue excessive excitent et entretiennent, représentent bien la plus triste et la plus effrayante des manifestations de la syphilis.

Réagissant contre les cautérisations à l'aide des caustiques les plus énergiques pratiquées par la plupart des syphiliographes, M. Fournier professe que le repos, les soins les plus élémentaires de l'hygiène, et les poudres inertes réduisent, en un temps très-court, qui peut aller cependant jusqu'à six semaines, ces productions quelquefois monstreuses.

A Saint-Lazare où les malades ne peuvent être mises en liberté que lorsqu'elles sont complétement guéries, il est facile de suivre jusqu'au bout les résultats donnés par tel ou tel mode de traitement. Nous avons, depuis quelques mois, étudié comparativement le procédé de M. Fournier et les divers genres de cautérisations, et nous sommes forcés de dire que par ces derniers moyens les résultats obtenus sont *incomparablement* plus rapides et plus sûrs que ceux qu'on obtient par le repos et les soins de propreté.

La statistique aussi bien que les observations que nous relatons plus loin en feront foi.

Le caustique auquel nous avions vu donner la préférence par notre savant prédécesseur, M. Clerc, aujourd'hui médecin en chef du dispensaire de salubrité, le nitrate acide de mercure, a été employé par nous pendant plusieurs années et nous n'avions eu qu'a nous féliciter de sa rapidité d'action.

S'il est employé sur des surfaces hypertrophiées et ulcérées d'une grande étendue, et si l'inflammation est très-vive, il cause de violentes douleurs. Nous avons l'habitude de diminuer ces premiers phénomènes inflammatoires, en badigeonnant la surface des plaques soit avec une solution de nitrate d'argent à 10/000°, soit encore, si l'inflammation est étendue et si les surfaces ulcérées secrètent abandamment, avec une solution d'acide picrique à saturation, ce dernier jouissant de la propriété de tarir très-promptement la sécrétion des surfaces ulcérées ou des muqueuses atteintes d'hypersécrétion (1).

Après quelques jours de ce traitement, la cautérisation au nitrate acide de mercure est bien supportée, et dans un espace de temps qui varie de dix à vingt-cinq jours, les hypertrophies syphilitiques de la peau et des muqueuses des organes génitaux sont complétement réprimées.

Quant à la cautérisation pratiquée avec le crayon de nitrate d'argent, ou la solution concentrée, elle ne donne des résultats comparables à ceux qu'on obtient avec le nitrate acide de mercure qu'en un temps beaucoup plus long.

Dans ces derniers temps, le professeur Corradi a préconisé la cautérisation au nitrate d'argent retouchée avec un cylindre de zinc dans le traitement des granulations syphilitiques exubérantes.

Nous venons d'employer pendant plusieurs mois le traitement préconisé par M. Corradi, et nous avons obtenu les résultats les plus intéressants et les plus rapides ; aussi, croyons-nous utile de les publier. Ce moyen est, à notre avis, destiné à détrôner complétement, *dans ce cas*, le nitrate acide de mercure. Dix-huit observations ont été recueillies par M. Fiquet, interne du service, qui a bien voulu noter régulièrement le nombre des cautérisations et les résultats obtenus.

(1) Nous en avons rapporté des exemples dans la *Revue de thérapeutique*, 1874.

OBSERVATION I.

Rose N..., 19 ans, couturière, accidents secondaires siégeant à la vulve. Douze mamelons hypertrophiques sur les grandes lèvres, le pli labio-crural et le pourtour de l'anus. Ces mamelons sont chacun plus gros que la moitié d'une grande aveline.

Une cautérisation avec la solution de nitrate d'argent à 50[00 est pratiquée tous les deux jours, et aussitôt après la cautérisation les surfaces atteintes sont touchées avec un crayon de zinc bien décapé.

En dix jours, c'est-à-dire avec cinq cautérisations, les parties hypertrophiées sont ramenées au niveau des surfaces naturelles, et il n'existe à la place de chacune d'elles qu'une tache d'un rouge pâle que la teinture d'iode et la poudre de carbonate de chaux dissipent en quelques jours.

OBSERVATION II.

Anasthasie L..., lingère, 22 ans, entre à Saint-Lazare, salle Sainte-Marie, le 16 mars, atteinte de syphilides papuleuses hypertrophiques énormes recouvrant les grandes lèvres dans toute leur étendue. Deux de ces hypertrophies papuleuses sont plus grosses que des noix. L'inflammation et le suintement sont peu caractérisés.

De deux en deux jours une cautérisation est pratiquée avec la solution de nitrate d'argent à parties égales et le crayon de zinc est promené rapidement sur les papules cautérisées. Au onzième jour, les hypertrophies papuleuses sont complètement réprimées, et les deux masses les plus volumineuses sont réduites trois jours plus tard que les autres. Les taches que la disparition de ces syphilides laissent à la peau ont disparu en quelques jours avec la teinture d'iode et les poudres inertes.

OBSERVATION III.

Marie N...., modiste, âgée de 27 ans, a été atteinte de chancre infectant induré à la grande lèvre gauche, il y a quatre mois ; les traces sont encore persistantes.

Elle entre à Saint-Lazare avec des hypertrophies papuleuses ulcérées qui ont envahi la vulve en entier ainsi que le pourtour de l'anus. On dirait une grappe de raisins à grains énormes et d'un rouge intense. L'inflammation est vive et la sécrétion peu abondante. Cette malade est d'abord traitée localement par la solution d'acide picrique à saturation, la poudre de carbonate de chaux et le repos, dans le but de modifier l'état inflammatoire et ulcéreux, ce qui permettra de rendre la cautérisation très-peu douloureuse.

Après dix jours de ce traitement qui n'a amené aucune diminution dans le volume des parties hypertrophiées, la cautérisation avec la solution à 50|00 est employée, le crayon de zinc étant promené sur la surface cautérisée.

Mais ce traitement n'est appliqué qu'à la moitié gauche de la vulve qui est plus largement envahie que l'autre, le côté droit étant traité simplement par la poudre d'oxyde de zinc. Avec 12 cautérisations, nitrate d'argent et zinc les papules hypertrophiées ont complètement disparu, et le côté droit qui n'a pas été traité d'une façon active est recouvert, à ce point, qu'il n'est possible de distinguer aucune portion de cet organe.

Le volume des syphilides hypertrophiques de ce côté est à peine modifié. La modification ne porte que sur l'état inflammatoire et l'état ulcéreux. Le même traitement appliqué à ce côté amène la disparition de l'hypertrophie avec 10 cautérisations. Les macules persistantes sont enlevées avec la teinture d'iode et la poudre de tan.

Cette observation démontre, ce que nous avions bien souvent observé lorsque nous employions le nitrate acide de mercure, c'est que il faut traiter d'une façon active par les caustiques, les syphilides papuleuses hypertrophiques sous peine de les voir le plus souvent rester rebelles au traitement interne et aux poudres inertes.

Nous rapporterons des exemples de papules hypertrophiques ayant persisté plus d'une année, alors que les malades prenaient régulièrement du mercure et ne négligeaient pas les soins de propreté, mais n'étaient soumises à aucun traitement local actif.

OBSERVATION IV.

Clémentine N..., blanchisseuse, âgée de 22 ans, d'une belle constitution et d'une bonne santé habituelle, a vu survenir il y a sept semaines une quantité de boutons aux organes génitaux externes. Elle ne se rappelle pas avoir eu antérieurement, ni bouton isolé, ni écorchure ; on retrouve sur la lèvre supérieure du col, les vestiges d'une lésion qui, par sa situation à distance de l'orifice cervical, nous permet de conclure à l'existence antérieure d'un chancre du col.

Les grandes lèvres, les plis génito-cruraux, le pourtour de l'anus, sont recouverts de papules syphilitiques hypertrophiées, dont le volume varie depuis celui d'un gros pois jusqu'à celui d'une amande. La surface de ces parties hypertrophiées est recouverte de petits points blancs agglomérés, produits de l'exsudation.

Cette malade n'a suivi aucun traitement. Elle prenait des bains tous les trois ou quatre jours, mais elle continuait l'exercice de sa profession fatigante, ce qui entretenait l'irritation des parties génitales atteintes.

Six pansements sont faits avec la solution picrique et la poudre de carbonate de chaux afin d'atténuer l'état inflammatoire; après cela, le badigeonnage au nitrate d'argent et l'application du crayon de zinc sont pratiqués tous les deux jours.

Six cautérisations de cette sorte, pratiquées de de deux en deux jours, amènent la disparition complète des hypertrophies papuleuses; et les taches qu'elles laissent à leur place disparaissent avec la teinture d'iode.

OBSERVATION V.

Justine A..., chemisière, âgée de 18 ans, entre dans le service le 16 février.

Elle n'a jamais eu, dit-elle, aucune maladie de la vulve, si ce n'est un écoulement blanc jaunâtre, qui apparut il y a quatre mois, sans aucun trouble de la santé générale, et qui disparut en six ou sept semaines. Y aurait-il présomption d'existence, à ce moment, d'un chancre du col?

A son entrée à l'hôpital, cette malade présente un grand nombre de papilles hypertrophiques siégeant à la vulve. Les grandes lèvres, les plis de l'anus, la face interne des cuisses sont envahis, quelques-unes ont gagné la partie inférieure des fesses.

Au pourtour de l'anus, parmi les papilles hypertrophiques ulcérées, il y a des végétations simples qui vont subir le même traitement que les syphilides papulo-hypertrophiques.

Dès le premier jour de son entrée, la malade est traitée localement par la cautérisation au nitrate d'argent et au crayon de zinc.

En neuf jours huit cautérisations sont pratiquées; la disparition de l'hypertrophie papuleuse est complète, et les taches persistantes sont traitées comme précédemment.

Les végétations situées au pourtour de l'anus ont été réprimées par ce mode de cautérisation, mais leur disparition n'est pas encore complète; l'application de nitrate d'argent continuée pendant huit jours encore en vient complètement à bout. Elles sort guérie au 18e jour.

Nous verrons ailleurs que des végétations confluentes étalées en nappe et que l'instrument tranchant ne peut atteindre, disparaissent sous l'influence des cautérisations de nitrate d'argent répétées, activées par l'attouchement au crayon de zinc et mieux encore par la solution de nitrate d'argent activée par le contact de la teinture d'iode.

OBSERVATION VI.

Cécile C..., âgée de 20 ans, femme de chambre, entre à Saint-Lazare, salle Saint-Joseph, n° 11, le 7 mars.

Les plis génito-cruraux, les grandes lèvres et la face interne des cuisses sont couverts de papules syphilitiques hypertrophiées et ulcérées, volumineuses, sécrétant abondamment une humeur jaunâtre, qui irrite la peau des parties avoisinantes.

Un bain et deux badigeonnages à l'acide picrique sont employés avant de commencer le traitement.

Six cautérisations suffisent pour ramener au niveau du tégument externe les parties hypertrophiées traitées par le nitrate d'argent et le zinc; mais, comme dans l'un des cas précédents, la moitié de la vulve seulement est traitée de la sorte, l'autre moitié étant saupoudrée d'oxyde de zinc.

Sur ce côté, après 25 jours d'application de poudre d'oxyde de zinc, les papules hypertrophiées sont plus sèches, la plupart sont ulcérées, et si elles ont diminué de volume, c'est à peine d'un cinquième ou d'un quart.

Nous traitons alors ces papules par la cautérisation au nitrate d'argent, *sans crayon de zinc*, et nous atteignons le terme de 22 jours pour ramener ces hypertrophies au niveau de la peau.

En somme, en 12 jours, avec six cautérisations au nitrate d'argent et au zinc métallique, un côté de la vulve est débarrassé des papules hypertrophiées. L'autre côté, traité par la poudre d'oxyde de zinc et plus tard par le nitrate d'argent, sans le concours du zinc, n'est débarrassé qu'en 47 jours.

Cette observation démontre une fois de plus, que si quelquefois les hypertrophies papuleuses syphilitiques de la vulve tendent à disparaître promptement sous l'influence des soins de propreté et d'hygiène, ce serait une faute d'en faire une règle générale, et qu'en tout cas, certains modes de cautérisation et surtout le nitrate d'argent activé par le crayon de zinc, font disparaître cette affection avec une rapidité beaucoup plus grande.

OBSERVATION VII.

Le 12 mars, entre dans le service, la nommée Claudine N..., âgée de 28 ans, modiste.

Cette malade est atteinte de papules hypertrophiques de la vulve et de syphilides ulcéreuses.

Les premières sont situées sur les grandes lèvres, au pourtour de la fourchette et sur la face interne des cuisses, près du pli génito-crural. — Les secondes siégent sur les petites lèvres; quelques petites papules sont situées sur le capuchon du clitoris.

Il y a dix mois cette malade eut aux parties génitales externes du côté gauche, un gros bouton dur qui fut cautérisé avec le nitrate d'argent et dont la guérison mit plus de six semaines à se faire. Le point indiqué présente encore la trace de ce chancre.

Trois mois plus tard la vulve se couvrait de syphilides ulcéreuses, suintant un liquide purulent qui amena l'inflammation des parties avoisinantes. Un traitement antisyphilitique fut employé dans l'hôpital où la malade entra à cette époque, et il y a 35 jours, elle en sortit débarrassée de tous ces accidents.

Les accidents sont revenus depuis quelque temps; c'est dans l'état que nous avons mentionné plus haut qu'elle entre dans le service.

Un bain alcalin et le badigeonnage avec la solution d'acide picrique sont employés le premier et le second jour, après la cautérisation au nitrate d'argent et au crayon métallique de zinc.

Les papules hypertrophiées des grandes lèvres qui sont grosses comme des amandes sont réprimées en moins de huit jours, et les syphilides ulcéreuses qui sont, en général, rebelles au traitement local, se cicatrisent en dix jours, sous l'influence du sulfure de carbone iodo-formé.

On s'est occupé de cette malade tous les jours, pendant quatorze jours, et au quatorzième jour, elle est sortie guérie de tous les accidents.

Cette malade revient à Saint-Lazare le 11 mai suivant, atteinte d'uréthrite. Aucun accident syphilitique n'a reparu. Il va sans dire qu'en dehors du traitement local, la liqueur de van Swiéten a été administrée régulièrement à la malade.

OBSERVATION VIII.

Le 11 février, la nommée (Emma) G..., feuillagiste entre à Saint-Lazare, au n° 15 de la salle Saint-Joseph. La vulve et la face interne des cuisses sont recouvertes de papules syphilitiques hypertrophiées. Les plus grosses présentent le volume d'un gros marron, les plus petites sont des papules du volume d'un pois.

Depuis un mois, à peu près, cette malade a vu débuter cette affection; elle ne peut dire si elle a eu antérieurement un bouton aux parties génitales externes; elle se rappelle seulement que pendant quelque temps, il y a trois mois, son mari était malade d'*échauffement* et n'avait que rarement des rapports avec elle.

Les papules hypertrophiées sont recouvertes d'un exsudat jaunâtre, fendillé, que le frottement ne parvient à enlever que d'une façon incomplète; le suintement d'un liquide irritant a enflammé les parties génitales jusqu'au delà du pli génito-crural.

Les lotions avec la solution picrique sont employées pendant trois jours, après quoi, la cautérisation, avec le nitrate d'argent (solution 50/100) et le crayon métallique de zinc est pratiquée comme précédemment.

Sept cautérisations ramènent l'hypertrophie au niveau de la peau, et les taches ainsi que les petites ulcérations qui persistent sont traitées avec un succès rapide par la teinture d'iode.

OBSERVATION IX.

La nommée Justine K..., batteuse d'or, entre à St-Lazare le 12 avril avec des syphilides papulo-hypertrophiques des organes génitaux externes, présentant chacune le volume d'une aveline.

Des bains et des lotions sont prescrites pour calmer l'état d'irritation des parties génitales, et le 15 avril, une première cautérisation est pratiquée. (nitrate d'argent, crayon de zinc). La malade, très-craintive, redoutant la cautérisation parvient à se soustraire aux visites pendant trois semaines. Elle prend des bains, et elle saupoudre les organes génitaux de poudre d'amidon.

On s'aperçoit, après ce laps de temps, qu'elle ne passe pas à la visite bi-hebdomadaire, et nous l'examinons le 4 mai. Les papules hypertrophiées sont sèches et toute trace d'irritation a disparu, et quoiqu'elles aient diminué de volume elles sont encore plus grosses qu'un gros noyau de cerise.

En cinq jours, tout disparaît sous l'influence de la cautérisation avec le nitrate d'argent et le crayon de zinc, et les taches sont traitées comme précédemment.

Cette observation tend à démontrer que si le repos, les bains et les poudres inertes modifient rapidement les syphilides papulo-hypertrophiques, on obtient des résultats incomparablement plus rapides et plus complets avec le mode de cautérisation dont ce travail a pour but de faire ressortir les avantages.

OBSERVATION X.

Madeleine J..., blanchisseuse, 22 ans, syphilides papuleuses hypertrophiques de la vulve datant de deux mois, traitement local avec la solution de nitrate d'argent 50/100 et le contact du zinc métallique, atrophie complète des syphilides avec neuf pansements.

OBSERVATION XI.

Zulma R. ., batteuse d'or, âgée de 19 ans, papules

hypertrophiées occupant les grandes lèvres et la face interne des cuisses, accident primitif, remontant à cinq mois; traitement *ut suprà*, disparition des papules hypertrophiées avec sept applications.

OBSERVATION XII.

Léonie D..., lingère, âgée de 27 ans, est atteinte de papules hypertrophiques de la vulve depuis plus de trois mois. Elle ignore l'époque de l'infection. Les papules sont énormes recouvertes d'une couenne d'un blanc jaunâtre. Un liquide fétide et irritant s'en écoule; traitement local avec une solution de nitrate d'argent 100/100 et le contact du zinc métallique, lotions préalables; avec la solution picrique disparition avec onze applications.

OBSERVATION XIII.

Marie K..., blanchisseuse, âgée de 23 ans, atteinte de syphilides papuleuses hypertrophiées. Cette malade porte cette affection depuis six mois. Elle n'a pas été soignée. Elle se contentait de prendre des bains et de mettre de la poudre de riz. L'état est déplorable, les papules sont énormes; l'envahissement est très-étendu, lotions picriques. Traitement comme dans l'observation précédente avec une solution de nitrate d'argent à parties égales, et l'attouchement du zinc métallique. Avec quatorze applications, il ne reste plus que des taches rouges qui ne tardent pa à disparaître sous l'influence de la teinture d'iode.

OBSERVATION XIV.

Adèle S..., âgée de 18 ans, modiste, est atteinte de syphilides papuleuses hypertrophiées de la vulve ; sur la grande lèvre gauche, deux masses papuleuses présentent le volume d'une grosse noix, traitement local tous les jours avec la solution de nitrate d'argent 100/100 et le contact du zinc métallique. En *huit* jours les papules hypertrophiées sont ramenées au niveau de la peau et les taches cèdent à l'emploi de la teinture d'iode.

OBSERVATION XV.

Laure G..., demoiselle de magasin, âgée de 19 ans, entre à St-Lazare, atteinte de masses papuleuses hypertrophiées, siégeant à la vulve, sur les grandes lèvres, les sillons labio-cruraux et la partie supérieure de la face interne des cuisses.

Les papules hypertrophiées présentent chacune le volume d'un gros pois ; elles laissent suinter un liquide qui a irrité les parties avoisinantes, lotions picriques et cautérisations avec la solution de nitrate d'argent à 50/100 suivie de l'attouchement avec le zinc métallique, réduction complète des papules hypertrophiées en *quatre* jours.

OBSERVATION XVI.

Jeanne L..., 25 ans, couturière, entre à St-Lazare, avec des syphilides papuleuses hypertrophiées de la vulve. Le volume de ces papules est supérieur à celui d'un pois. Elles sont confluentes, surtout sur la grande lèvre gauche. Le traitement local consiste en cautérisations quotidiennes pratiquées, comme dans les cas précédents avec la solution de nitrate d'argent à parties égales et le contact du zinc. En *six* jours la disparition est complète.

OBSERVATION XVII.

R... (Adélaïde), blanchisseuse, âgée de 19 ans, entre dans notre service de Saint-Lazare, atteinte de papules vulvaires hypertrophiées, confluentes comme dans le cas précédent, mais un peu plus volumineuses et largement excoriées, laissant couler un liquide séreux, fétide.

Le même mode de cautérisation est employé tous les jours, et en *huit jours*, il n'existe plus trace de l'hypertrophie des papules; l'imprégnation d'iodure d'argent que nous employons depuis quelque temps, fait disparaître promptement les taches.

OBSERVATION XVIII.

N... (Marie), fleuriste, âgée de 17 ans, entre dans

notre service de Saint-Lazare, la vulve recouverte de papules hypertrophiées et érosionnées du volume d'un pois, sécrétant un liquide qui a enflammé, par son contact irritant, les parties voisines. Lavages picriques, et concurremment le même mode de cautérisation que nous préconisons ici.

En *cinq jours*, l'hypertrophie est entièrement réduite.

MODE D'ACTION DE CE NOUVEAU CATHÉRÉTIQUE.

Avant d'interpréter le mode d'action du nitrate d'argent aidé du zinc métallique, rappelons d'abord ce qui se passe lorsqu'on touche les muqueuses ou la peau avec un crayon de nitrate d'argent ou même une solution de cette substance.

Les parties touchées par l'argent ou la solution caustique prennent aussitôt une coloration blanchâtre ; cette coloration s'accuse davantage sur les places bourgeonnantes et sur toutes les parties dépourvues d'épiderme ; sur les muqueuses, elle prend la teinte blanc de lait ceractéristique, due à la formation d'albuminate et de chlorure d'argent. Cet état persiste et ne disparaît qu'à la chute de l'eschare où il est remplacé par une coloration rose ardoisée des tissus sous-jacents. Sur la peau, la couleur blanc grisâtre est le plus souvent peu sensible ; elle passe inaperçue et la tache qui se produit commence par revêtir une teinte brunâtre, puis marron, qui se fonce de plus en plus, sans devenir cependant franchement noire.

Quel est le mode d'action de cette application complexe du nitrate d'argent aidé du métallique ?

Dans le but d'élucider cette question, j'ai institué une expérience assez intéressante.

Lorsqu'on touche les tissus avec une solution de nitrate d'argent, sous l'influence du contact de la matière organique, le nitrate d'argent se décompose et l'argent métallique, sous forme d'une poudre noire impalpable, s'unit à la substance organisée et en amène la modification.

Dans cette application, il se développe un courant électrique susceptible de dévier l'aiguille d'un galvanomètre peu sensible. Le courant cesse avec la réduction complète du nitrate d'argent.

Pour démontrer ce fait, je me suis servi d'un petit appareil qui se compose d'un galvanomètre ordinaire peu sensible et de deux réophores métalliques dont l'un est bifurqué.

Les deux conducteurs qui se rendent au galvanomètre sont en argent et traversent chacun un tube de verre qui les isole. Leurs extrémités sont plongées dans la goutte de solution de nitrate d'argent mise en contact avec les tissus organiques, la peau saine ou malade, par exemple.

Appliquant la même expérience au nitrate d'argent aidé du zinc métallique, nous constatons d'abord que lorsqu'on applique une solution de nitrate d'argent sur les tissus, il se passe un certain temps avant que ceux-ci prennent la coloration noire que tout le monde connaît; si, au contraire, on touche avec le zinc métallique la partie badigeonnée avec la solution, celle-ci devient instantanément d'un beau noir d'ivoire, indice certain de la réduction immédiate à l'état métallique de tout l'argent contenu dans la solution employée.

Si on prépare l'expérience comme précédemment, la goutte de solution étant placée sur les tissus et les deux extrémités des réophores d'argent étant mis en rapport avec elle, on constate la déviation du galvanomètre égale à 10 degrés par exemple. L'un des réophores, bifurqué pour les besoins de l'expérience, se termine dans ce cas par une mince tige de zinc métallique bien décapée, l'autre partie de la bifurcation restant en argent pur.

Lorsque l'aiguille du galvanomètre est devenue immobile, attestant le passage du courant fourni par la réduction de l'argent, je plonge rapidement dans la goutte de solution la portion du réophore bifurqué terminée par une tige de zinc. Aussitôt le galvanomètre indique une déviation qui dépasse 45 degrés, ce qui prouve que le courant électrique développé est infiniment supérieur à celui que déterminait la réduction de l'argent sous l'influence du contact des tissus organiques sans l'intermédiaire du zinc.

En un mot, ces expériences démontrent ce que les connaissances chimiques permettaient d'ailleurs de supposer.

1° Que dans la cautérisation avec le nitrate d'argent, la réduction de l'argent métallique se fait avec une certaine lenteur, et que la modification des tissus est due à leur imprégnation par l'argent métallique ainsi qu'aux forces physiques mises en jeu sous l'influence de la réaction chimique produite.

2° Que lorsqu'à cette cautérisation on ajoute le contact du zinc métallique, la réaction chimique est plus énergique, puisqu'au contact de ce dernier métal, la réduction de l'argent est instantanée et l'intensité des forces physiques mises en jeu est plus considérable ; conséquemment, la modification des tissus organiques est plus profonde et plus rapide dans ce dernier cas.

La modification des tissus par un corps chimique porte le nom de cautérisation, lorsque ce corps est susceptible de détruire les tissus organiques avec lesquels il est mis en contact. La modification produite sur les tissus vivants par l'imprégnation d'un métal en poudre impalpable, déplacé brusquement de l'un de ses composés, porte aussi, par extension, cette même désignation. A notre avis cette modification ne devrait point être désignée dans ce cas sous le nom de cautérisation, et ce serait à ces corps seuls, agissant par imprégnation qu'il serait bon de réserver le nom de *cathérétiques*.

STATISTIQUE.

26 malades, atteintes de syphilides papuleuses hypertrophiées, traitées par le repos, les bains et les poudres inertes, ont vu disparaître ces accidents dans un laps de temps variant de vingt-huit à cent-cinq jours.

1.... 28 jours.	10.... 35 jours	19.... 29 jours.
2.... 31 —	11.... 79 —	20.... 55 —
3.... 63 —	12.... 81 —	21.... 36 —
4.... 48 —	13.... 68 —	22.... 36 —
5.... 52 —	14.... 95 —	23.... 43 —
6.... 76 —	15....105 —	24.... 61 —
7.... 69 —	16.... 52 —	25.... 28 —
8.... 41 —	17.... 44 —	26.... 40 —
9.... 29 —	18.... 69 —	

Ce qui fait une moyenne de 53,53 jours.

23 malades, atteintes de syphilides papuleuses hypertrophiques, traitées comme précédemment par les soins de l'hygiène et, en outre, par la cautérisation au nitrate acide de mercure, ont vu disparaître ces accidents dans un laps de temps variant de quinze à soixante-et-onze jours.

1.... 15 jours.	9.... 60 jours	17.... 23 jours.
2.... 21 —	10.... 28 —	18.... 27 —
3.... 15 —	11.... 17 —	19.... 17 —
4.... 19 —	12.... 18 —	20.... 16 —
5.... 71 —	13.... 41 —	21.... 47 —
6.... 21 —	14.... 33 —	22.... 56 —
7.... 38 —	15.... 29 —	
8.... 18 —	16.... 16 —	

Ce qui fait une moyenne de 29,45 jours de traitement, c'est-à-dire à peu près un mois.

18 malades, traitées de leurs syphilides papuleuses hypertrophiques par la cautérisation au nitrate d'argent, activée par le contact du crayon de zinc métallique, ont vu disparaître ces accidents dans un laps de temps variant de quatre à quatorze jours.

1....	10 jours.	7....	14 jours	13....	14 jours.
2....	14 —	8....	7 —	14....	8 —
3....	10 —	9....	5 —	15....	4 —
4....	6 —	10...	9 —	16....	6 —
5....	9 —	11....	7 —	17....	8 —
6....	12 —	12....	11 —	18....	5 —

Ce qui fait une moyenne de 8,72 jours.

Au point de vue clinique, il importe donc de fixer l'attention sur ce fait digne de remarque : que si les syphilides papulo-hypertrophiques s'atténuent et tendent même à disparaître dans un temps relativement court par les soins de l'hygiène et un traitement général bien entendu, on obtient des résultats bien plus rapides par l'emploi de certains modificateurs, comme le démontrent les observations recueillies et la statistique que nous avons mise sous les yeux du lecteur. De tous les modificateurs employés jusqu'ici, le nitrate d'argent, dont l'action est activée par le contact du zinc métallique, est celui qui doit être préféré.

Paris. — Typ. A. Parent, rue M.-le-Prince, 29-31.

www.ingramcontent.com/pod-product-compliance
Ingram Content Group UK Ltd.
Pitfield, Milton Keynes, MK11 3LW, UK
UKHW032033260826
14628UKWH00006B/2920